Wechseljahre

Die Kunst der Reifung
im Zeitalter der Hormonbehandlung

Inhalt

1. Wechseljahre und Hormonbehandlung

Heute wird fast jeder Frau während und nach den Wechseljahren eine Hormonbehandlung empfohlen. Die altersbedingte Abnahme der Oestrogen- und Gestagenmenge wird als Mangel interpretiert, der mit pharmazeutischen Präparaten ersetzt wird („Hormon-Ersatz-Therapie"). Diese Behandlung soll sowohl die typischen Wechseljahrbeschwerden lindern wie auch vor „Altersschäden" wie Osteoporose schützen.

Um Letzteres zu erreichen, wird generell empfohlen, diese vorbeugende Behandlung lange Zeit (unter Umständen bis zum Tod) fortzusetzen. Man spricht in dem Zusammenhang auch von einer Anti-Aging-Therapie (Nicht-Altern-Therapie), es gibt inzwischen sogar Anti-Aging-Kliniken in Deutschland.

Mit den Wechseljahren ändert sich nicht nur die Aufgabe der Geschlechtsorgane, viele Stoffwechselprozesse des Körpers (z.B. Knochen, Fett, Gefäße) ändern sich. Dies hat auch mit Alterung und Abnahme der vitalen körperlichen Kräfte zu tun: Man kann sagen, dass das Altern des Körpers, das schon viel früher begonnen hat, mit den Wechseljahren in eine neue Phase kommt.

Das Ende der Fruchtbarkeit ist davon nur ein Aspekt. Auch das Verhältnis zwischen Körper, Seele und Geist muss neu gesucht und gefunden werden. Die Wechseljahre sind ein besonderes Beispiel einer Metamorphose, einer Gestalt-Verwandlung. Es ist wie beim

Übergang der grünen Pflanzenblätter in die farbigen Blütenblätter: Eine neue Qualität kommt hinzu, andere Qualitäten werden dafür aufgegeben.

Älter werden ist noch nicht „alt" werden, es beinhaltet auch die Möglichkeit der Reifung. Älter werden bezieht sich auf einen *natürlichen* Prozess des Körpers, das Reifen bezieht sich auf ein Geschehen des Geistes. Die biologische Entwicklung des Menschen zeigt in den ersten Jahrzehnten eine Zunahme der Vitalität, die spätestens ab dem Alter von 35 Jahren erst langsam und dann schneller abnimmt.

Der Mensch unterliegt aber nicht nur natürlichen Prozessen, sein Menschsein emanzipiert ihn in mancher Hinsicht davon, damit er sich der Kultur statt der Natur widmen kann. Er braucht den biologischen Niedergang nicht mitzumachen, sondern kann sich davon lösen.

Es gibt Völker, z.B. bei den Indianern und auch in Afrika, bei denen die Frau nach den Wechseljahren als reif und weise gilt. Sie wird zu einer angesehenen Autorität, zur Entscheidungsträgerin. Nach einem Lebensabschnitt, in der sie mit der *Natur* ihrer Weiblichkeit der Fortpflanzung ihres Stammes zur Verfügung stand, folgt die Zeit der geistigen Blüte, in der sie eher der *Kultur* ihres Stammes zur Verfügung steht. Das Älterwerden des Körpers geht einher mit der Reifung des Geistes; die Frau kann nicht mehr leiblich befruchtet werden, sondern kann nun auf anderer Ebene ihren Stamm befruchten.

In unserer Kultur ist das anders. Das liegt zum Teil an einigen hartnäckigen Tabus: das Älterwerden an sich – vor allem dann, wenn es mit körperlichen und gesundheitlichen Einschränkungen einher geht –, aber auch Lebensveränderungen, Verinnerlichungen, Unvorhersagbarkeiten sind immer noch mehr oder weniger tabuisiert. Das vorhersagbare, berechenbare Verhalten, das klare, logische und oft unbewegliche Denken sowie das Bestreben, möglichst Leid, Krankheit und Widerstand zu vermeiden, prägen das Streben unserer Gesellschaft.

Die Wechseljahre bedeuten eine Verunsicherung, einen Verlust bestimmter weiblicher Besonderheiten (sowohl innerlich wie äußerlich) und die Herausforderung, eine Neuorientierung zu finden.

In einer Kultur mit den genannten Tabus ist es verständlich, dass versucht wird, diesen Wechsel zu vertuschen oder zu vermeiden, um so die vertrauten Werte wie Leistungsfähigkeit, Sportlichkeit, (sexuelle) Attraktivität fortbestehen lassen zu können. So ist der Griff zu der heute üblichen Hormontherapie nachvollziehbar.

Die Wechseljahre sind ein „Kunstgriff" der Natur. Sie zeigen, dass es noch anderes im Leben gibt, dass der Wechsel neue Horizonte im Leben der Frau ermöglicht, wenn diese nicht mit einer Hormonbehandlung verwischt werden. Die Natur hilft der Frau, dass sie einen solchen Wechsel vollziehen kann.

Herbst

Eine Frau erzählte, dass sie die Wechseljahre wie Herbststimmung empfindet. Der Herbst ist die Zeit der Verwandlung, die Vitalität der Blätter nimmt ab, die Farbstimmung steigert sich bis hin zu gold-gelb. Weiter ist der Herbst die Zeit der Fruchtbildung und Ernte. Es ist der Abschied vom Sommer, aber noch lange nicht Winter. Auch seelisch beginnt die Zeit, in der die Früchte des Lebens zur Reifung kommen. Die „grüne-Blätter-Vitalität" nimmt ab, aber die Ausstrahlung der Seele kann zu gold-gelben Höhen steigen. Die triste Wehmut des Herbstes gilt dem Abschied vom Sommer; der Mut des michaelischen Herbstes gilt der Gewissheit, dass die Seelenenergie nach dem herbstfarbenreichen Aufflammen nicht erlöscht, sondern auf einer vorerst verborgenen Ebene weiterlebt bis zum inneren Licht des tiefen Winters.

2. Der weibliche Zyklus

Der weibliche Zyklus wird von zwei Besonderheiten geprägt: Die erste ist, dass die Menstruation ungefähr im 28-Tage-Rhythmus auftritt, natürlich immer mit gewissen Schwankungen. Normalerweise kann eine Frau nicht vorhersagen, wann sie in 6 Monaten ihre Tage haben wird. Der Zyklus verläuft nicht in einem vorhersagbaren Takt wie bei der Uhr, sondern in einem lebendigen Rhythmus, d.h. es ist immer eine gewisse Unvorhersagbarkeit und Unberechenbarkeit mit im Spiel. Da liegt der Unterschied zwischen dem mechanistischen, vorhersagbaren Takt und dem beweglichen Rhythmus. Alle rhythmischen Prozesse in der Natur unterliegen einer solchen Beweglichkeit (wenn z.B. der Rhythmus des menschlichen Herzschlages zu sehr vorhersagbar wird und damit zu viel dem Takt ähnelt, ist das ein Warnzeichen für eine bevorstehende Herzerkrankung).

Die zweite Besonderheit des Zyklus ist seine Wellenbewegung: So wie der Mondzyklus aus zunehmendem und abnehmendem Mond besteht, die Atmung aus Ein- und Ausatmung, der Herzschlag aus Füllungs- (Diastole) und Entleerungsphase(Systole), so hat auch der weibliche Zyklus zwei Hälften.

Die erste Hälfte – von der Menstruation bis zum Eisprung – ist die der Eizellreifung, von Schleimhautaufbau und einer eher extrovertierten unternehmungslustigen Seelenstimmung; die zweite (vom Eisprung bis zur Blutung) wird von der Bildung des Gelbkörpers (im Eierstock), von der Umgestaltung der Gebärmutterschleimhaut sowie von einer eher introvertierten Seelenverfassung geprägt. Eine solche Wellenbewegung mit zwei entgegengesetzten Hälften (wie bei der Sinus-Kurve) ist ebenso bei den meisten rhythmischen Prozessen in der Natur zu beobachten.

Das Verhältnis zwischen Körper und Seele verändert sich im Verlauf des Zyklus. Es lässt sich mit dem Schlafen und Wachen vergleichen: Im Schlafzustand lockern

Seele und Geist sich etwas aus dem Körperlichen, während der Körper sich von den anstrengenden Eindrücken des Bewusstseins erholt; am nächsten Morgen beim Aufwachen ergreifen Seele und Geist den Körper wieder neu und erheben ihn aus der Schwere des Schlafes.

So ähnlich ändert sich auch das Verhältnis im Verlauf des Monatszyklus. Während der ersten Hälfte besteht ein etwas gelockerter Bezug – die Seele fühlt sich frei, kräftig, nach außen orientiert und der Körper ist vital in Aufbauprozessen. Nach dem Eisprung wird diese Verbindung enger, die Seele ist mehr nach innen gerichtet, die Schwere des Körpers wird stärker empfunden, die Körpertemperatur steigt um 0,5 Grad an und die aufbauende Vitalität macht Platz für Umgestaltung und Differenzierung.

Die leichtere Seite des Lebens mit dem weniger engen Verhältnis zwischen Körper und Seele wechselt sich stets ab mit der verdichtenden, schwereren Seite. So wie Wachen und Schlafen wie ein Atemprozess im 24-Stunden-Rhythmus gesehen werden kann, so ist der weibliche Zyklus ein solcher im Monatsrhythmus.

Da die Seele diese Bewegung mitmachen muss, durchlebt (oder durchleidet) sie monatlich ihre Hochs und Tiefs. Ihr wird eine Art Seelengymnastik auferlegt, indem sie durch die Wellen der beiden Phasen hindurchgeht. Auf diese Weise werden ihr Beweglichkeit, Veränderung des Standpunktes und der Wechsel von Innen- und Außenorientierung nahe gelegt.

Was auf körperlicher Ebene die Voraussetzung für Fruchtbarkeit und Fortpflanzung ist, bietet auf seelischer Ebene eine ganz andere Form der Fruchtbarkeit, im Sinne von Kreativität, Phantasie und Ideenfruchtbarkeit. Dies sind deshalb auch Eigenschaften, die bei Frauen häufiger zu finden sind als bei Männern. Allein schon durch das Zyklische, Unvorhersagbare und Unberechenbare (Eigenschaften, die in unserer berechnenden Gesellschaft leider meist negativ gesehen werden) können Frauen etwas Fruchtbares in ihre Umgebung hineinbringen.

Der Menstruationszyklus kann auch Schattenseiten haben. So gibt es Frauen, die am prämenstruellen Syndrom (PMS) leiden: Die zweite Zyklushälfte (oder die letzten 3 bis 7 Tage davon) wird dann zu einer kaum erträglichen Zeit, unter anderem geprägt von Schwermut, Labilität, Aggression, Bauchschmerzen, Brustspannungsschmerzen. Oder es sind die Menstruationsbeschwerden in Form von starken Schmerzen oder heftigen Blutungen. Hier geht das Gesunde, Dynamische in eine krankhafte, behandlungsbedürftige Situation über.

Eine solche Behandlung ist sehr individuell und kann oft mit Medikamenten aus der Naturheilkunde, der anthroposophischen Medizin oder der Homöopathie gelingen; auch eine Ernährungsumstellung kann hilfreich sein sowie die Erörterung eventuell vorhandener psychosomatischer Komponenten. Die gängige Therapie bei den genannten Beschwerden ist (zu) oft die Pille, was aber manchmal unumgänglich scheint.

Mit der Pille, egal ob sie als „Therapie“ oder zur Verhütung genommen wird, ändern sich zwei Dinge: Der Rhythmus wird zum Takt (und damit mechanisch, vorhersagbar und manipulierbar) und die Atem- oder Wellenbewegung fällt weg. Der weibliche Organismus wird durch die Pille den so genannten „Anforderungen des Zeitgeistes“ angepasst: Er wird berechenbar und gleichmäßig gestimmt.

Jede Frau, die die Pille nimmt, muss sich fragen, womit sie die recht sichere Verhütung durch die Pille erkauft, welche die – nicht im Beipackzettel erwähnten – Nebenwirkungen sind.

Es gibt sogar zunehmend Stimmen, die den weiblichen Zyklus für völlig überflüssig und für einen Fehler der Natur halten. Sie plädieren dafür, den Zyklus medikamentös auszuschalten. Dies ist heute schon möglich mittels einer Hormonbehandlung, die den 4-Wochen-Zyklus verschwinden lässt (z.B. findet bei der neuen Pille „Saesonal“, die sich jetzt noch in der Testphase befindet, die Blutung nur *viermal* im Jahr statt).

Anders als nach den Wechseljahren, wo der Zyklus sich auch gelegt hat, sind unter dieser Behandlung die Hormonwerte normal hoch. Solche und ähnliche „Therapien“ passen in das Streben nach einer „leidfreien Gesellschaft“, in der versucht wird, das wegzuschaffen, was als lästig und sinnlos empfunden wird.

3. Wechselzeiten in der Biographie

Das Leben eines Menschen besteht aus verschiedenen Lebensphasen, die nicht geradlinig aufeinander folgen. Es gibt deutliche Einschnitte und Übergänge, die die einzelnen Phasen voneinander trennen und andererseits wieder miteinander verbinden. Jeder Lebensabschnitt hat ein eigenes Motiv oder eine eigene Tonart.

Bei der Suche nach Gesetzmäßigkeiten in der Biographie wird oft ein 7-Jahres-Rhythmus gefunden. So findet der Zahnwechsel und die Schulreife ungefähr mit 6 bis 7 Jahren statt, die Pubertät beginnt mit 12 bis 14 Jahren.

Die Lebenskunst besteht darin, das Motiv oder die Tonart der entsprechenden Lebensphase zu erkennen und aufzunehmen. Dies bedeutet, dass mit dem Übertritt in die nächsten Phase, die Tonart gewechselt oder umgestimmt werden muss.

Zwei einschneidende Übergänge im Leben einer Frau sind der Beginn und das Ende der so genannten fruchtbaren Lebensphase.

Sowohl die erste Menstruation und die Pubertät sowie die Wechseljahre werden von seelischen Umwälzungen und einer gewissen Chaotisierung im Körperlichen begleitet. Für beide gilt: Das Alte trägt und passt nicht mehr, das Neue trägt und passt noch nicht.

Die Wechseljahre vollziehen sich meistens im Alter zwischen 45 und 53, also um das 49. (7 x 7) Lebensjahr herum. Damit liegen sie mitten im tätigen Leben (noch ca. 15 Jahre vor der Rente!) und bedeuten primär ein Ändern, nicht nur ein Altern.

Die Chaotisierung durch die Wechseljahre bezieht sich zuerst auf den Rhythmus. Während der Zyklus jahrzehntelang in einem Rhythmus von ungefähr 4 Wochen das Leben einer Frau beeinflusst hat (ob geprägt, geplagt, gestaltet oder getragen sei dahingestellt), ist die erste Ankündigung des Wechsels meist, dass der Zyklus unregelmäßig wird. Die Tage können sowohl häufiger (z.B. alle 2 bis 3 Wochen), seltener (z.B. alle 4 bis 7 Wochen) oder mal so, mal so kommen; sie können stärker bis sehr stark oder schwächer werden bis dann schließlich einmal das letzte Mal war.

Auch andere Lebensrhythmen können dabei durcheinander geraten: So sind Schlafstörungen eine häufige Begleiterscheinung der Wechseljahre. Ins Wanken gerät auch die Seele sowie das Gleichgewicht zwischen Körper und Seele. Richtige Identitätskrisen können sich auftun sowie depressive Verstimmungen. Das, was ein gewisses Fundament im Leben gebildet hat – das weibliche Selbstverständnis mit dem Zyklus, manche äußeren Besonderheiten, Umgang mit der Sexualität und die ggf. noch vorhandene Fruchtbarkeit –, schwindet.

Ein neues Selbstverständnis, welches weniger geschlechtsbestimmt und damit allgemein-menschlicher ist, kann entstehen.

Diese Unsicherheit und Neuorientierung färbt natürlich auch auf die Partnerschaft ab: Das Verhältnis zwischen den Partnern ändert sich: Die Frau gerät in einen Strudel von Veränderungen, während der Mann noch lange so weiterleben kann wie bisher.

Dies alles sind Zeichen der Veränderung sowohl in der Biographie wie im Verhältnis zwischen Körper und Seele. War dieses Verhältnis bis dahin beweglich wie ein Atemprozess, sind nach den Wechseljahren Seele und Geist weniger am Körper interessiert, weniger eng mit ihm verbunden und damit offener für die spirituelle Seite des Lebens.

Bevor es so weit ist, muss einiges errungen werden. Dies drückt sich unter anderem in den meist bekannten Beschwerden der Wechseljahre aus, nämlich in den Hitzewallungen. Während einer Hitzewallung ist sogar äußerlich sichtbar, wie das Seelisch-Geistige in das Körperliche „hineinfährt“, der Körper reagiert direkt wie bei einer enormen Anstrengung oder einem Erschrecken mit verstärkter Durchblutung (frau wird rot), mit Wärme und Schwitzen. Das körperliche Gehäuse wird als zu eng empfunden, Kleider ausgezogen und die Seele bricht fast durch die Hautporen als Schweiß nach außen.

Diese sehr unangenehmen, kurzen und manchmal häufig sich wiederholenden „Attacken“ zeigen, wie schwer es ist, das rhythmische, bewegende Verhältnis Körper, Seele und Geist übergehen zu lassen in eine kontinuierlich weniger enge Verbindung. Es ist, als ob einiges sich dagegen wehrt und noch vieles durchlebt, durchlitten und „durchglüht" werden muss, bevor der Wechsel vorbei ist und die neue Ordnung eintreten kann.

4. Gibt es ein Leben nach der Fruchtbarkeit?

Wie lange die Wechseljahre dauern, ist unterschiedlich. Bei manchen Frauen geht es fast geräuschlos mit dem Erlöschen der Monatsblutung vorbei, andere leiden viele Jahre lang an zum Teil heftigen Blutungsstörungen, Hitzewallungen, depressiven Verstimmungen und Schlafstörungen. Meistens ist mit Mitte 50 alles vorbei und ein neuer Lebensabschnitt beginnt.

In jedem menschlichen Körper, ob jung oder alt, sind ständig neben den vitalisierenden Aufbauprozessen ermüdende oder alternde Abbauprozesse tätig. In den jungen Jahren überwiegen die Aufbau- oder Wachstumskräfte, im Alter die entvitalisierenden, abbauenden Kräfte.

Im Laufe des Lebens verschiebt sich das Gleichgewicht zugunsten des Abbaus. Bewusstsein hängt mit körperlichem Abbau zusammen. So findet die Regeneration und Erholung nachts statt; die Tage sind für den Körper nicht nur deshalb anstrengend, weil viel körperlich geleistet wird, sondern weil das Bewusstsein da ist und gedacht wird.

Durch den Monatszyklus wird der Aufbau immer wieder neu angeregt, deshalb werden Frauen in gewissem Sinne jung gehalten, das Altern wird aufgehalten oder zumindest gemildert. Frauen sind im Alter von 45 Jahren biologisch gesehen 5 bis 7 Jahre jünger als gleichaltrige Männer.

Nach den Wechseljahren ändert sich das. Der „Rückstand im Altern" wird relativ schnell aufgeholt, spätestens im Alter von 56 bis 60 Jahren sind Frauen und Männer biologisch gleich alt (oder gleich jung). Dieses Aufholen bedeutet eine vorübergehende Beschleunigung im Altern und kann verständlicherweise sowohl psychische wie körperliche Probleme bereiten.

Nicht nur der Körper wurde jung gehalten. Seele und Geist waren durchrhythmisiert, beweglich und fruchtbar, aber stets wieder eingebunden in den Zyklus der körperlichen Reproduktion.

Wie nach einer langen Schulung – in rhythmischem Aufbau und Abbau, in Aufnehmen und Abgeben, in Auswärtsorientierung und Selbstbesinnung, in Leichtigkeit und Schwere – wird die Seele nach dieser Seelengymnastik aus dem Rad der Fruchtbarkeit entlassen. Sie kann sich jetzt anderen Bereichen des Lebens widmen. Wurde sie bis dahin von der Natur der Fortpflanzung beeinflusst, kann jetzt die Kultur des Menschseins mehr in den Vordergrund rücken.

Bis zu den Wechseljahren wurde das Altern noch ein wenig aufgehalten, aber dann zeigen sich die körperlichen Abbaukräfte schonungslos. Jetzt kommt es darauf an, ob die weitere Entwicklung von Seele und Geist der Abwärtsbewegung des Körpers folgt oder ob sie sich davon loslöst und eigene, neue Ziele sucht.

Hier zeigt sich nämlich eine sehr wichtige Besonderheit, die Mensch und Tier unterscheidet. Bei allen Tieren, einschließlich der Menschenaffen, hält die so genannte fortpflanzungsfähige Lebensphase bis zum Tode an. – Oder anders formuliert: Das Leben eines Tieres hört auf, wenn es sich nicht mehr fortpflanzen kann. Ein Lebensziel des Tieres ist die Fortpflanzung. Wenn das nicht mehr geht, braucht es nicht mehr zu leben. Nur beim Menschen – genauer gesagt nur bei den Frauen – gibt es ein „Leben nach der Fruchtbarkeit".

Das Lebensziel der Menschen geht über die Fortpflanzung hinaus. Darin liegt ein wesentlicher Unterschied zwischen Tier und Mensch. Tiere sind Natur-Wesen, Menschen sowohl Natur- wie auch Kulturwesen. In diesem Falle drückt sich das bis in die körperlichen Vorgänge der Frau hinein aus.

Die so genannte *post-reproduktive* Lebensphase ist typisch weiblich-menschlich. Es ist ein Gipfel der Menschwerdung. Eine Frau hat noch ungefähr ein Drittel ihres Lebens vor sich, in der sie viel weniger natur-bestimmt ist und mehr kultur-bestimmend sein kann. Männern wird in dem Sinne nicht von der Natur geholfen, sich rechtzeitig – d.h. bevor sie zu alt und in Rente sind – von der Lebensphase der biologischen Fruchtbarkeit zu verabschieden und sich neuen Bereichen zu widmen. Sie sind bis zum Lebensende fruchtbar, obwohl das natürlich bei Männern im Alter auch abnimmt. Trotzdem wird ihnen die Chance eines deutlichen Wechsels oder Übergangs von ihrer Körpernatur nicht geboten. Der genannte Unterschied zwischen Tier und Mensch ist auf der körperlich-funktionellen Ebene bei Männern nicht vorhanden. Auf seelisch-geistiger Ebene kann er sich selbstverständlich auch in diesem Sinne weiterentwickeln, die Natur seines Körpers erlaubt es ihm aber, bis ins hohe Alter in der reproduktiven Lebensphase zu verbleiben.

Durch die jahrzehntelange seelische Vorbereitung kann eine Frau die ihr nun zur Verfügung stehende Zeit mit ihrem gereiften geistigen Potential sinnvoll nutzen. Die Kunst ist es, dieses Potential zu entdecken und fruchtbar zur Anwendung kommen zu lassen. Bei Völkern oder Stämmen, bei denen Frauen nach den Wechseljahren im sozialen Ansehen steigen, weil sie als weise alte Frauen für Rat, Hilfe und Konfliktlösung zur Verfügung stehen, ist diese Besonderheit kulturell-traditionell verankert.

Leider ist bei uns das Gegenteil der Fall. Das gesellschaftliche Ansehen der Frau nach den Wechseljahren ist nicht besonders hoch. Der Wert von jugendlichem Aussehen, sexueller Attraktivität und die Angst vor dem Altern an sich sind bei uns prägender als z.B. der Sinn für seelisch-geistige Entwicklung.

Die Wechseljahre und die Zeit danach werden nicht als Chance oder eigenständiger Lebensabschnitt gesehen, sondern als Vorstufe des Alters und als bloßer körperlicher Niedergang und – damit unweigerlich verbunden – auch als seelisch-geistiger Niedergang. Aus diesem Grunde wird versucht, den Wechsel in dieser Lebensphase mittels Hormontherapie zu verhindern. Die Abnahme der Lebenskräfte sowie die beschleunigte Alterung sind unter einer solchen Hormonbehandlung deutlich geringer, die Knochenqualität wird mit 60 noch fast so sein wie bei einer 50-jährigen Frau.

Was aber wird aus dem Übergang in die weiblich-menschliche Kulturphase? Was wird aus der Möglichkeit des seelisch-geistigen Aufstiegs? Wo bleiben die weisen älteren Frauen, wenn mit Hormonen ein Lebensabschnitt vorgetäuscht wird, welcher eigentlich schon abgeschlossen ist? Durch solche Maßnahmen wird der Sinn und auch die kulturelle Bedeutung eines so wertvollen Lebensabschnittes nicht erkannt und möglicherweise untergraben.

Welches sind denn die körperlichen Veränderungen, die während der Wechseljahren eintreten und oft als so einschränkend oder krank machend dargestellt werden, wenn dies nicht mit einer Hormonbehandlung verhindert wird?

Bis zu den Wechseljahren wurde die Frau von der Vitalität ihres Zyklus getragen. Sie war dadurch sehr leistungsfähig – jahrelang mehrmals nachts wegen schreiender Kinder aufzustehen, wird im Allgemeinen von Frauen besser verkraftet als von Männern. Wenn nun diese zusätzliche Unterstützung wegfällt, muss die Frau einsehen, dass sie nicht mehr alles von sich verlangen kann und darf. Ihr Leistungsspektrum wird sich reduzieren, sie muss lernen, mehr Rücksicht auf ihre Kräfte zu nehmen, mehr auf ihren Körper zu hören, wo seine Grenzen liegen.

Gleichzeitig braucht ihr Körper mehr aufmerksame Pflege. Die Abnahme der Vitalität äußert sich vor allem in einer Veränderung der Haut und der Schleimhäute, der Haare und des Knochensystems, aber auch die gesamte Stoffwechsellage ändert sich so, dass die meisten Frauen etwas an Gewicht zunehmen. Das Letztere darf als positiv gesehen werden oder als eine Vorsorge der Natur, da im Fettgewebe Hormone umgesetzt werden, die die Hormonabnahme der Wechseljahre ein wenig kompensieren. Sehr schlanke Frauen können deshalb eher Beschwerden bekommen, als solche, die ein paar Polster haben.

Haut und Schleimhäute werden weniger elastisch und trockener. Dadurch kann die Haut faltiger werden. Eine gute Hautpflege wird das nicht verhindern, wohl aber verringern. Die Pflege der Haut muß nicht bedeuten, das Alter vertuschen zu wollen. Es ist eine wohl tuende Zuwendung, vorsorgliche Pflege und Ernährung des stark beanspruchten Organs Haut. Besonders geeignet sind Hautpflegemittel und Kosmetika, die sorgfältig aus natürlichen Grundstoffen und ohne zusätzliche Chemie hergestellt werden.

Nicht selten entstehen Beschwerden beim Geschlechtsverkehr, weil die Scheidenschleimhaut trockener und dünner geworden ist. Außerdem bekommt die Sexualität einen ganz anderen Charakter, dadurch dass die biologische Bedeutung der Fortpflanzung nun ganz wegfällt. Beides kann Einfluss auf die Art und Häufigkeit der sexuellen Bedürfnisse haben.

Beim Mann ändert sich weder etwas in Hinblick auf die Funktion seiner Geschlechtsorgane (die Fruchtbarkeit nimmt zwar etwas ab, bleibt aber bestehen) noch ändert sich die Empfindlichkeit seines Glieds. Wenn sich auf diesem Gebiet bei Männern etwas ändert, ist es eher das Eintreten einer Erektionsschwäche. Durch diese unterschiedlichen Entwicklungen werden öfter Probleme oder Konflikte auf sexueller Ebene entstehen.

In erster Linie ist hier das Gespräch gefragt, um einander von den eigenen Veränderungen zu erzählen. Spätestens zu diesem Zeitpunkt ist es ratsam, miteinander über sexuelle Erlebnisse zu sprechen und darüber, wie sie sich vielleicht im Laufe der Jahre verändern, aber auch darüber, wie sich die Bedeutung der Sexualität in der Partnerschaft ändert. Ohne dafür direkt eine Paartherapie zu brauchen, können wenige Gespräche im Freundeskreis oder beim Arzt des Vertrauens schon die erforderlichen Impulse dazu geben.

Die Beschwerden beim Geschlechtsverkehr wegen trockener oder empfindlicherer Scheide können bei Bedarf meistens sehr gut mit einem pflegenden Pflanzenöl (z.B. Schlehenöl) oder einem in der Apotheke rezeptfrei erhältlichen neutralen Gleitgel behoben werden. Manchmal kann vorübergehend eine lokale Hormonbehandlung mit Gel oder Zäpfchen sinnvoll sein.

Die Veränderungen an den Knochen werden im Zusammenhang mit den Wechseljahren am meisten besprochen und problematisiert. „Wer keine Hormone nimmt, bekommt unweigerlich Osteoporose (Knochenschwund) und landet im Alter im Rollstuhl." – Mit solchen Formulierungen werden Frauen motiviert, jahrzehntelang Hormone zu nehmen.

Was passiert mit den Knochen? Die Knochensubstanz ist keine statische Struktur, sie befindet sich ständig im Abbau und Aufbau und kann sich somit schnell anpassen oder auf veränderte Anforderungen reagieren. So wird der Knochen schwach, wenn er nicht genügend gebraucht und belastet wird, z.B. bei bettlägerigen Menschen.

Durch Belastung wird der Aufbau des Knochens besonders stimuliert. Durch die Veränderungen während und nach den Wechseljahren findet in den Knochen weniger Aufbau statt. Nun braucht eine 70-jährige Frau keine Knochenqualität wie eine 40-jährige, aber es sollten auch keine Knochenbrüche auftreten.

Osteoporose ist eine Krankheit, bei der ein ausgeprägter Knochenschwund entsteht, sodass Brüche deutlich schneller und bei geringeren Anlässen auftreten.

Osteoporose ist vor allem bei alten Menschen (bei Frauen etwas mehr als bei Männern) zu finden, die ihre Knochen wenig beanspruchen, d.h. sich wenig bewegen, sich schlecht ernähren oder über längere Jahre ihre Knochen belasten durch Cortison-Therapie, aber auch durch Alkohol-, Nikotin- oder reichlich Kaffee-Genuss.

Wenn ältere Menschen in einem Alten- oder Pflegeheim wohnen und dort ungenügend betreut werden oder sogar „medikamentös ruhig gestellt werden", haben sie meist zu wenig Bewegung und werden unsicher auf den Beinen, sodass die Knochenqualität ab- und die Sturzgefahr zunimmt. Studien haben ergeben, dass osteoporotische Knochenbrüche deutlich häufiger vorkommen bei Menschen, die in Alten- oder Pflegeheime leben und gleichzeitig Beruhigungsmittel einnehmen.

Osteoporose ist nicht mit der so genannten „normalen" altersbedingten Veränderung der Knochenstruktur gleichzusetzen, die bei allen Frauen nach den Wechseljahren eintritt und bei Männern etwas später auch kommt. Leider wird im alltäglichen Wortgebrauch der Begriff Osteoporose – auch von Ärzten – viel zu häufig angewandt.

Nur sehr wenige Frauen (es gibt unterschiedliche Zahlenangaben zwischen 2 und 8 %) bekommen tatsächlich im Alter eine Osteoporose. Aber bei fast allen Menschen ändern sich die Knochen so, dass diese etwas leichter und weniger „dicht" (siehe Seite 26) werden.

Diese Veränderung passt zu dem geänderten Verhältnis zwischen Körper, Seele und Geist; der Mensch ist eben nicht mehr so irdisch orientiert und gerade das bietet ihm jetzt neue Möglichkeiten.

Der Knochen besteht aus Kalk und einer Grundsubstanz – der Matrix –, die dem Knochen seine Elastizität gibt und in der sich der Kalk ablagern kann. Der Kalk entspricht eher dem toten messbaren Element, die Matrix dem Lebendigen, was weniger gut messbar ist. Knochen mit einem hohen Kalkgehalt, aber einer schwachen Matrix sind eher brüchig als die mit weniger Kalk, aber einer gesunden, elastischen Matrix.

Leider wird in der Debatte um die Vorbeugung der Osteoporose die Bedeutung des Kalks zu stark betont: Calcium-Tabletten sollen eingenommen werden, bei der Ernährung soll besonderer Wert auf Milchprodukte gelegt werden. Die Qualität der Knochen wird mit der so genannten Knochendichtemessung beurteilt. Bei dieser Messung wird nur der Kalkgehalt der Knochen beurteilt, die Matrixqualität kann damit nicht erfasst werden (egal ob die Messung mittels Röntgen oder Ultraschall erfolgt). Natürlich ist es sehr wichtig, dass in den Knochen genügend Kalk eingelagert ist, aber es darf nicht das einzige Kriterium bei der Beurteilung der Knochen sein.

Eine Osteoporose tritt meistens erst bei älteren Menschen über 75 Jahren ein. Wenn in jüngeren Jahren eine Osteoporose auftritt, muss untersucht werden, ob es sich dabei um einen Hinweis auf eine Stoffwechselstörung oder eine Störung im Hormonhaushalt handelt.

Bei Osteoporose können Wirbeleinbrüche entstehen, was dazu führt, dass die Körperlänge abnimmt und ggf. der Rücken krumm wird – man spricht hier vom so genannten Witwenbuckel. Wirbeleinbrüche verursachen selten bleibende oder ernsthafte Beschwerden, ungefähr zwei Drittel der Wirbelfrakturen passieren sogar unbemerkt.

Wesentlich ernsthafter, aber relativ selten – bei ca. 1 % der 85-jährigen Frauen – ist der Oberschenkelhalsbruch, der typisch für ältere Frauen mit schwachen Knochen ist, z.B. nach einem relativ harmlosen Sturz im Wohnzimmer. Dieser Bruch muss operiert werden und führt heutzutage zu deutlich weniger Komplikationen dank einer rasch folgenden Krankengymnastik und besseren Operationsmethoden, ist aber trotzdem zu Recht gefürchtet.

Um einer Osteoporose mit Hormonen vorzubeugen, muss laut heutiger Lehrmeinung durchgehend ab dem 45. bis 50. Lebensjahr hormonell behandelt werden. Wenn die Behandlung nämlich z.B. nach 10 Jahren abgesetzt wird, ist nach wenigen Jahren die Knochenqualität so, als hätte die Frau nie Hormone eingenommen. Aber auch ohne Hormone kann der Osteoporose erfolgreich vorgebeugt werden durch genügend Bewegung, gute Ernährung, Vermeidung von Knochengiftstoffen (wie Nikotin, Alkohol, Kaffee) und eine „sonnige Seele“ (siehe Seiten 51, 52).

Manchmal klagen Frauen während oder kurz nach den Wechseljahre über Knochen- oder Gelenkschmerzen und meinen nun, Osteoporose zu haben. Dies trifft nicht zu, da die hormonbedingte Knochenveränderung selten weh tut und außerdem normalerweise nichts mit Osteoporose zu tun hat. Durch die Veränderungen während der Wechseljahre kann es aber durch eine geringe Abnahme des Wassergehaltes im Knorpel zu vorübergehenden schmerzhaften Gelenksbeschwerden kommen.

5. Hormonbehandlung, das Geschäft mit der Angst

Ein achtjähriges Mädchen ist noch nicht in der Pubertät. Ihre Eierstöcke sind noch nicht aktiv und bringen kaum Hormone hervor. Die Oestrogen- und Gestagenwerte im Blut sind niedrig. Niemand würde auf die Idee kommen, diesen Normalzustand als krank oder behandlungsbedürftig zu bezeichnen. Das Mädchen hat keinen Oestrogen-Mangel, sondern altersentsprechend niedrige Werte.

Bei Frauen während und nach den Wechseljahre wird ständig von einem Oestrogen-Mangel gesprochen, der mit einer „Hormon-Ersatz-Therapie“ behandelt werden müsste. Meistens benutzt man den Begriff „Therapie“ nur, wenn eine Krankheit vorliegt. Auch die Krankenkassen, die zwar diese Hormonbehandlung noch bezahlen, übernehmen sonst nur Kosten bei Krankheit oder nachgewiesener erfolgreicher Vorbeugung.

Demnach wird diese typisch weiblich-menschliche Lebensphase (immerhin ungefähr ein Drittel des Lebens) leider als therapiebedürftig eingestuft. Altersentsprechende niedrige Hormonwerte werden als Mangel gedeutet. Nicht nur die Wechseljahre, auch die Jahrzehnte danach gelten bei den Befürwortern der Hormontherapie als krankhaft oder als Fehler der Natur und sollen hormonell behandelt oder korrigiert werden.

In dieser Diskussion kommt oft das Argument, dass früher die Frauen nicht so alt wurden (noch im Jahr 1900 betrug die durchschnittliche Lebenserwartung der Frau ungefähr 50 Jahre) und deshalb die Beschwerden und Erkrankungen der heutigen älteren Frau gar nicht zu Tage treten konnten. Wenn Frauen dank unserer Kultur jetzt länger leben können, müsse man sie auch mit den medizinischen Möglichkeiten dieser Kultur fit und gesund halten. Diese Argumentation trifft insofern nicht zu, dass die niedrige Lebenserwartung auch von der hohen Sterblichkeit der Frauen im Zusammenhang mit Schwangerschaft und Geburt sowie von sonstigen Umstände bestimmt wurde. Trotzdem gab es auch früher Frauen, die 80 und 90 Jahre alt wurden. Diese Lebensphase nach der Fruchtbarkeit ist damit nichts Neues, sie wurde früher nur von weniger Frauen erreicht.

Zu welchem Zweck wird die Hormon-Ersatz-Therapie eigentlich eingesetzt? Es müssen zwei Bereiche unterschieden werden: die Behandlung von akuten Wechseljahrbeschwerden (z.B. Hitzewallungen, Schlafstörungen, Blutungsstörungen oder Depressionen) und die Vorbeugung von Alterskrankheiten wie Osteoporose und vielleicht Herz- und Gefäßkrankheiten sowie Alzheimer. Meistens geht aber das Erste direkt in das Zweite über.

Es gibt Situationen, in denen die Wechseljahrbeschwerden so ausgeprägt sind und mit Mitteln z.B. aus der Naturheilkunde nur unzureichend gelindert werden können; hier erscheint eine Hormonbehandlung sinnvoll. Manchmal ist eine niedrige Dosierung genug und kann nach relativ kurzer Zeit wieder abgesetzt werden.

Bei der Langzeit-Hormonbehandlung wird der ständige Abbau im Knochengewebe gehemmt und die Knochenstruktur bleibt auch im Alter stabiler; man nimmt deshalb an, dass dadurch weniger Knochenbrüche auftreten. Noch gibt es aber keine aussagekräftigen großen Studien, die diese Vermutung stichhaltig belegen.

Die größte Studie, die die Fragen der Wirkungen und Nebenwirkungen der Langzeit-Hormonbehandlung beantworten soll, läuft zurzeit in den USA und wird erst im Jahr 2005 abgeschlossen sein. In dieser Studie soll auch geklärt werden, wie es sich mit dem Einfluss der Hormonbehandlung auf die Häufigkeit von Alzheimer sowie von Herz- und Gefäßkrankheiten verhält.

Nebenwirkungen der Hormonersatztherapie gibt es laut Beipackzettel viele. Bei manchen Frauen tritt eine geringe Gewichtszunahme auf (obwohl auch Frauen ohne Hormonbehandlung während oder nach den Wechseljahren etwas an Gewicht zunehmen können, was unter Umständen für die Knochen eher positiv ist). Sehr wichtig – aber in den meisten Aufklärungsgesprächen im Sprechzimmer ungenügend erwähnt – ist das Brustkrebsrisiko.

Auf Basis der jetzt zur Verfügung stehenden Studienergebnisse muss davon ausgegangen werden, dass das Risiko, an Brustkrebs zu erkranken, bei den genannten Langzeit-Hormonbehandlungen um 30 bis 40 % ansteigt. Dies ist einer der Gründe, warum in einer offiziellen Leitlinie den niederländischen niedergelassenen Ärzte abgeraten wird, Hormone zur Vorbeugung von Osteoporose einzusetzen (siehe S. 34).

Die übliche Hormon-Ersatz-Therapie besteht aus einem kombinierten Oestrogen-Gestagen-Präparat. In Tablettenform gibt es die zyklische Verabreichungsform (drei Wochen einnehmen und eine Woche Blutungs-Pause, wie bei der Pille) oder die durchgehende Dosierung (worauf erst später übergegangen werden kann, wenn die Blutung schwach geworden oder ausgeblieben ist).

Weiter gibt es

- Pflaster (man klebt es ein- oder zweimal wöchentlich auf die Haut)
- Gel (zum täglichen Einreiben) oder
- die monatliche Spritze.

Bei diesen letzten drei Formen ist nur die Oestrogen-Gabe möglich (mit Ausnahme von nur wenigen Pflaster-Sorten, die sowohl Oestrogen wie Gestagen beinhalten); dies bedeutet, dass zumindest alle drei Monate zusätzlich Gestagen-Tabletten über zehn Tage genommen werden müssen. Wird nämlich eine Frau nur mit Oestrogenen behandelt, dann hat sie ein deutlich erhöhtes Risiko, an Gebärmutterschleimhautkrebs zu erkranken. Wird zusätzlich regelmäßig Gestagen gegeben, ist dieses Risiko nicht erhöht.

Genau wie es sehr viele verschiedene Pillensorten gibt, steht auch eine große Auswahl an Hormonpräparaten für die Wechseljahre zur Verfügung. Manchmal muss mehrfach gewechselt werden, bevor ein passendes Mittel gefunden wird; wobei es auch Frauen gibt, die sich mit keinem der Präparate wohl fühlen.

Mit der pillenähnlichen Form der Behandlung, die die gebräuchlichte ist, wird der Zyklus wieder in seiner ursprünglichen Form hergestellt und die Hitzewallungen und andere Beschwerden verschwinden. Die Monatsblutungen bleiben damit noch jahrelang bestehen, aber weder in einem beweglichen Rhythmus noch mit den genannten polaren Zyklushälften, sondern in festem Takt bei gleichmäßigen Hormonwerten.

Die Situation, wie sie vor den Wechseljahren war, wird künstlich verlängert, die Aufforderung zum Wechsel – zum „Ändere deinen Sinn“ – wird (zumindest vorübergehend) hinausgeschoben. Die Stabilität und Gewissheit, das schon lange Bekannte stellt sich wieder ein.

Dass die Hormontherapie trotzdem manchmal eine sehr willkommene Hilfe ist, widerspricht dem nicht. Bei heftigen Wechseljahrbeschwerden oder zu früh einsetzenden Wechseljahren (z.B. wenn wegen einer Operation beide Eierstöcke entfernt werden mussten) kann eine gut ausgesuchte und individuell dosierte Hormonbehandlung sehr wertvoll sein.

Wenn eine Frau bis in die Wechseljahre mit der Pille verhütet hat, kann sie lückenlos auf die Hormon-Ersatz-Therapie umsteigen. So kann es vorkommen, dass eine Frau sich viele Jahrzehnte lang hormonell behandeln lässt. Wenn sie mit der Pille verhütet, fühlt sie aber normalerweise nicht, ob die Wechseljahre schon eingesetzt haben, da die Pille auch ihre eigenen Hormone ersetzt. Erst eine Hormonuntersuchung oder eine längere Pillenpause gibt Aufschluss, ob auf die nächste Form der Hormonbehandlung umgestellt werden soll.

Wenn die Hälfte der Gesamtbevölkerung (alle Frauen) über einen so langen Zeitraum – ungefähr 45 Jahre – medikamentös behandelt wird, ist es klar, dass die Pharma-Industrie daran sehr interessiert ist – die monatlichen Kosten betragen ca. DM 15. Die meisten Studien, die den Sinn und die Erfolge dieser Behandlung belegen sollen, werden (teil)finanziert von diesen Firmen; die meisten Ärzte-Fortbildungen ebenso. Entsprechend müssen diese Studien interpretiert werden.

Auch für die Ärzteschaft hat die Hormonbehandlung viele Vorteile, obwohl sie nicht direkt daran verdient. Viele Frauen gingen früher nach den Wechseljahren nur noch sporadisch (wenn überhaupt) zur Krebsvorsorge zum Frauenarzt. Wenn eine Frau Hormone bekommt, braucht sie einmal im Quartal ein neues Rezept und muß sich zweimal im Jahr untersuchen lassen.

Vor allem in Deutschland wird vehement für die Langzeit-Hormon-Ersatz-Therapie plädiert. In den Niederlanden wurde 1999 vom Dachverband der Hausärzte – nach eingehender Auswertung aller vorliegenden internationalen Studienergebnisse – eine verbindliche Richtlinie für niedergelassene Ärzte herausgegeben, in der es heißt, zur Osteoporose-Vorbeugung *keine* Oestrogene zu verordnen. Zur Linderung von Wechseljahrbeschwerden – so die Richtlinie – kann eine Hormontherapie für eine beschränkte Zeit sinnvoll sein. Von einer Langzeitbehandlung wird dringend abgeraten. Es gibt drei Gründe für diese – in der deutschen Handhabung offensichtlich fremde – Empfehlung:

- Die Spätfolgen (sowohl Wirkung als auch Nebenwirkung betreffend) der Langzeiteinnahme sind ungenügend untersucht.

- Das Brustkrebsrisiko steigt um 30 bis 40 % an.

- Osteoporose lässt sich auch auf andere Weise vorbeugen.

Das Letztere ist möglich durch eine gute Ernährung (siehe auch Seite 53), ausreichende Bewegung und Vermeidung von so genannten „Knochengiftstoffen“ wie Alkohol, Kaffee und Nikotin. Anscheinend werden Studienergebnisse in Holland anders interpretiert als in Deutschland.

Auch in den USA wird eine Hormonbehandlung zur Osteoporose-Vorbeugung nicht so propagiert wie in Deutschland. Die Richtlinie lautet dort, dass über die Vor- und Nachteile aufgeklärt werden muss, ohne eine Empfehlung abzugeben, da die jetzige Auswertung und Interpretation der Ergebnisse dies nicht zulässt. Erst wenn die Ergebnisse der großen Studie, die bis 2005 läuft, bekannt sind, können eindeutige Empfehlungen gegeben werden.

Aber auch in Deutschland wird die Kritik an der gängigen Praxis der Hormonbehandlung lauter. Aufgrund einer von der AOK in Auftrag gegebenen Studie kam das erhöhte Brustkrebsrisiko sowie die ungeklärte Auswirkung der Langzeitbehandlung in die Tagespresse. Auch innerhalb der medizinischen Fachblätter wurde das Thema plötzlich sehr kontrovers diskutiert.

6. Über das „Hormondenken", oder „Wird frau von den Hormonen bestimmt?"

Als in den ersten Jahrzehnten des 20. Jahrhunderts mehrere Hormone entdeckt, analysiert und teilweise synthetisiert wurden, passte diese Entwicklung in eine sich ändernde Anschauung des menschlichen Organismus.

Nicht nur die Anatomie des Körpers wurde immer detaillierter erforscht (dies hat schon einige Jahrhunderte vorher angefangen), sondern auch die immer feineren Ebenen des körperlichen Funktionierens (die Physiologie). Gerade heute gipfelt diese Art, den Menschen verstehen zu wollen, in der Genforschung: In der Entschlüsselung des Genoms hofft man, eine stoffliche, dingliche Ursache des individuellen Menschseins zu finden.

In diesem Zusammenhang sind Hormone Substanzen, die in bestimmten Hormondrüsen produziert und an das Blut abgegeben werden, um dann in den so genannten Zielorganen spezifische Funktionen zu fördern oder zu hemmen. Mittels eines Rückkopplungssystems wird die produzierte Hormonmenge gesteuert und reguliert.

In diesem Denkrahmen und mit diesem Begriffsystem – welches der Mechanik und Elektronik entnommen wurde – wird versucht, den menschlichen Organismus zu verstehen. Mit dem geradlinigen kausalen Denken (*dieses* Hormon verursacht in dem Organ *jene* Wirkung)

– entwickelt an der leblosen Natur und in der Technik – werden komplexe organische Lebenserscheinungen reduziert auf Rückkopplungssysteme und auf Wirkungen von „Transmittersubstanzen“ (Hormone), die Organfunktionen regulieren sollen. Mit der Art und Weise, wie ein lebloser Mechanismus verstanden und ggf. verändert werden kann, wird versucht, einen lebendigen Organismus zu verstehen und vielleicht zu behandeln.
So heisst es:

- „Die prämenstruellen Beschwerden? – Das sind nur die Hormone.“
- „Die Wochenbettdepressionen? – Das ist nur die Hormonumstellung.“
- „Die psychischen Beschwerden während den Wechseljahren? – Das ist nur der Oestrogenmangel.“

Der berühmte ganzheitlich-orientierte Biologe Rupert Sheldrake introduzierte für dieses „Das ist nur ...“ den Begriff des „nothing-butterism“ (nichts anderes als ...). Hochkomplexe psychosomatische Geschehnisse werden radikal reduziert auf „nichts anderes als z.B. eine Hormonwirkung“. Natürlich spielen die Hormone bei den genannten Beispielen eine bedeutende Rolle, ob sie Ursache oder Voraussetzung dabei sind, ist damit noch nicht geklärt.

Nun handelt es sich hierbei nicht nur um eine Ansichtssache, sondern um die Grundlage eines medikamentösen Eingreifens in den Organismus. Wenn die Beschwerden der Wechseljahre *nur* die Folge des

Oestrogenmangels sind, dann können sie *nur* mit einer Hormon-Ersatz-Therapie behandelt werden, und dann wird das umfassende biographische Geschehen der Wechseljahre *nur* das Ergebnis einer sich verändernden Hormonwirkung, die *nur* korrigiert werden muss. So wird der Körper nach diesem Muster manipuliert: Es wird ein (halb)synthetisches Hormon zugeführt und das physiologische System verändert sich.

Die Entwicklung der Medizin zeigt, wie viel seit der Entdeckung und industriellen Produktion der Hormone segensreich therapiert, aber auch manipuliert werden kann. Man denke an Cortison, Insulin, das Schilddrüsenhormon und natürlich Oestrogen und Gestagen bei der „Pille" und der Behandlung von Wechseljahrbeschwerden. Mit diesem Ansatz, den Menschen zu untersuchen und zu behandeln, werden Qualitäten wie ganzheitlicher Organismusbegriff, feinstoffliche Lebensprozesse, aber auch Seele und Geist nicht erfasst. Diese bleiben außen vor.

Es muß wohl kaum betont werden, dass mit dem Fortschritt der so ausgerichteten Medizin unser Verständnis für das Zusammenspiel von Geist, Seele, Lebensprozessen und Körper nicht zugenommen, sondern abgenommen hat.

Ganzheitlich-organisches Denken erlaubt einen anderen Zugang zu den biographischen und biologischen Veränderungen der Wechseljahre, als wenn nur von Hormonmangel, Hormonersatz und Osteoporosegefahr gesprochen wird.

Wenn dieses Problem nicht reduktionistisch, sondern umfassend angegangen werden soll, ist sie nicht so leicht auf einem Punkt zu bringen, nicht knapp und formelhaft zu beschreiben und sicher nicht mit nur *einem* Medikament zu behandeln. Stattdessen müssen alle verschiedenen Existenzebenen des Menschseins einfühlsam und doch konkret berücksichtigt werden. Dieser Ansatz wird in der Medizin – meistens in der so genannten „Außenseiter-Medizin" – unter Begriffen wie ganzheitliches, organisches oder umgebungsorientiertes Denken angewandt. Er ist vor allem in der anthroposophischen Medizin und in manchen Richtungen der Homöopathie, der chinesischen Medizin und der Naturheilkunde zu finden.

Das Prinzip der zentralen Steuerung und Regulierung ist bekannt aus der Elektronik, aus manchen Bereichen der Wirtschaft und aus Managementstrukturen. Sowohl im modernen Management wie in der Wirtschaft gibt es zunehmend Stimmen, die dafür plädieren, das zentral-hierarchische Modell zu verlassen und sich auf das Dialog-Modell einzulassen. Gemeint ist, der Dialog und die gegenseitige Wahrnehmung zwischen dem, was aus der Peripherie kommt, und dem, was aus dem Zentrum kommt.

Im gängigen naturwissenschaftlich-medizinischen Verständnis des Körpers dominiert das hierarchische Modell mit der zentralen Steuerung: Das Herz sei die zentrale Pumpe der Zirkulation; das Gehirn sei die Schaltzentrale des Nervensystems und damit – über die motorischen Nerven – auch die des Bewegungssystems; die zentralen Hormondrüsen seien die Regulatoren der Organfunktionen.

In ganzheitlich-medizinischen Richtungen sowie auch zunehmend in bestimmten Zweigen von Biologie, Mathematik und Naturwissenschaft wird mit einem komplexeren uneindeutigeren Dialog-Modell gearbeitet. An der Stelle des Reduzierens („nichts anderes als ...“) kommt das „Komplexitieren“.

Wie die Erscheinungen des Körpers zu verstehen sind, ist oft Interpretationssache und hängt davon ab, welches Erklärungsmodell zu Hilfe gezogen wird.

- Sind z.B. die Bewegungen der Gliedmaßen die Folge eines vom Gehirn oder vom zentralen Nervensystem gesteuerten und über die so genannten motorischen Nerven vermittelten Auftrages oder entsteht eine Bewegung in der Begegnung, im Dialog zwischen Zentrum und Außenwelt, während das Gehirn sie wahrnimmt und integriert mit anderen Bewegungen?

- Ist die Blutzirkulation erklärbar mit der Pumpwirkung des Herzens oder bekommt das Blut seinen Strömungsimpuls aus der Peripherie des Körpers und strömt es im Herzen als Organ der Mitte zusammen, wo es rhythmisiert wird?

- Sind Organfunktionen – wie z.B. zyklische Prozesse der Eierstöcke – das Ergebnis der zentralen Steuerung der Hirnanhangdrüse(Hypophyse)-Hormone (LH und FSH) oder berührt dieser für die Empfängnis so wesentliche Vorgang den Rhythmus des Mondes (der seit alten Zeiten schon mit der Fortpflanzung in Verbindung gebracht wurde)? Werden die Eierstöcke in ihrer Aufgabe impulsiert von kosmischen Rhythmen oder reguliert von Hormonen?

Diese Art der Entweder-Oder-Frage polarisiert. Ohne ein gesundes Nervensystem kann ein Mensch sich nicht adäquat bewegen, ohne ein gesundes Herz gibt es keine ausreichende Zirkulation, ohne präzise hormonelle Bedingungen gibt es keinen funktionierenden Zyklus. Ein gesunder, intakter Organismus ist die Voraussetzung für einen pulsierenden Dialog mit der Umwelt. Die Voraussetzungen für ein gesundes Funktionieren dürfen aber nicht mit deren Ursachen verwechselt werden.

Der gleiche Fehler wird im Umgang mit dem menschlichen Genom gemacht: Man glaubt, die Ursachen der Existenz entschlüsselt zu haben, es wurden aber nur einige von vielen Voraussetzungen entdeckt.

Ohne Sonne gibt es den schönen farbigen Regenbogen nicht, ebenso wenig erscheint er ohne Regen. In der Begegnung – im Dialog zwischen den beiden Qualitäten Licht und Wasser – leuchtet die Farbenpracht auf. Weder die Sonne noch der Regen verursachen den Regenbogen, aber beide stellen eine Voraussetzung für sein Entstehen dar.

Es gibt viele Erscheinungen im Körper, die mit dem reduktionistischen naturwissenschaftlichen Denken nicht nachvollziehbar sind. Da diese Denkart aber seit längerer Zeit Grundlage für therapeutisches Handeln ist, hat dies weit reichende Folgen für den Menschen. Wenn z.B. durch die Pille die eigene Hormonproduktion der Eierstöcke und teilweise der Hirnanhangdrüse (Hypophyse) unterdrückt oder reguliert wird und im Blut durchgehend eine relativ konstante Oestrogen- und Gestagenkonzentration hergestellt wird, dann werden diese Hormone zu zwingenden Auftragsvermittlern und die so genannten Zielorgane (unter anderem die Gebärmutterschleimhaut) verlieren ihre bewegliche Umweltoffenheit.

Wenn aus dieser Anschauung des Körpers die Grundlage einer Dauerbehandlung wird, dann wird aus dem Körper mit seinen vielen ungeklärten Rätseln ein nach vorgefasstem Modell funktionierendes System.

Die Pille verhütet nicht nur, sie macht aus einem lebendigen, beweglichen Zyklus einen starren, leblosen Takt. Die Hormonbehandlung während und nach den Wechseljahren macht aus einem oft belastenden turbulenten oder chaotischen Wechselprozess, wo Altes verlassen und Neues entdeckt werden muss, eine karikaturale Fortsetzung des Gewesenen.

Mit anderen Worten: Durch die hormonelle Dauerbehandlung (Pille und/oder Hormon-Ersatz-Therapie) wird der lebendige Körper dem Denkmodell des leblosen, zentral gesteuerten Systems angepasst.

7. Wie wirkt die Hormonbehandlung auf das Verhältnis zwischen Körper, Seele und Geist?

Wer hat eigentlich am meisten Interesse an der hormonellen Dauerbehandlung der Frauen im Alter zwischen 45 und 80? Von vielen Seiten wird Druck ausgeübt, doch auf jeden Fall Hormone zu nehmen: „Sonst bekommen Sie noch einen Witwen-Buckel, brechen vielleicht Ihr Bein und bekommen womöglich noch schneller einen Herzinfarkt oder Alzheimer." – Oder: „Mit Hormonen bleiben Sie attraktiver und sexuell aktiver."

Dieser Druck kommt von den Ärzte, die intensiv von der Pharma-Industrie dazu angeregt werden, aber auch von den Medien (das äußere Bild der jung aussehenden älteren Frau), dem Freundes- und Bekanntenkreis und der gesellschaftlichen Einstellung. Das Alter und das Altern wird zunehmend tabuisiert, je mehr es mit Hormonbehandlungen zu bremsen ist – oder scheinbar zu bremen ist – und je weniger der ältere Mensch im Familienkreis aufgenommen wird oder bleibt, sondern ins Alten- oder Pflegeheim kommt.

Das positive Bild der weisen älteren Frau, die zwar hilfsbedürftig werden kann (was aber für die Familie nicht nur eine Last sein muss), aber vor allem der Enkel-Generation viel Ruhe und Lebensweisheit mitgeben kann, verschwindet allmählich. Älterwerden wird zunehmend mit Krankheit, Gebrechlichkeit und Belastung in Verbindung gebracht und immer weniger mit Reifung und Besinnung.

Die Hormon-Ersatz-Behandlung passt genau in diese Entwicklung. Aber was geschieht eigentlich mit einer Frau bei einer solchen Behandlung unter ganzheitlichen Gesichtspunkten?

Ganz abgesehen von den medizinischen Risiken und Nebenwirkungen ändert diese Behandlung die Art, im Leben zu stehen. Hierbei sind drei Aspekte zu unterscheiden:

1. Wie oben schon ausgeführt (Seite 33) bedeutet eine Hormon-Ersatz-Therapie eine kontinuierliche hormonelle Fremdbestimmung. Es werden gleich bleibende Hormonwerte erzeugt ohne die für das Lebendige so typischen Schwankungen. Diese von außen zugeführten Hormone haben keine vermittelnde oder wahrnehmende Funktion, sondern eine zentral steuernde und damit zwingende Wirkung auf den gesamten Organismus. Diese Beeinflussung beschränkt sich nicht nur auf die Knochen, es wird tatsächlich der ganze Mensch verändert, nämlich durch Wirkungen auf den Knochenstoffwechsel sowie auf Haut- und Schleimhäute bis hin zur Linderung von Schlafstörungen, depressiven Verstimmungen und Libido-Verlust.

2. Nach der fruchtbaren Lebensphase, die von einer kosmisch-rhythmischen Einbindung in die Fortpflanzungsnatur des Menschen geprägt wird, folgt eine Phase, in der eine gewisse Lockerung zwischen Körper und Seele eintritt. Dadurch wird es der Frau mehr als vorher ermöglicht, sich auf kultureller,

spiritueller, künstlerischer oder sonstiger, typisch menschlicher Ebene zu entfalten.

Wer auf diese Weise die Veränderung im Lebenslauf der Frau vor sich sieht, wird aufmerksam auf die Folgen einer Hormonbehandlung. Diese schafft eine Art Fortsetzung im Sinne einer künstlichen Nachahmung einer gewesenen Episode. Dies bedeutet, dass die Frau seelisch weiterhin auf eine Art und Weise an ihren Körper gebunden bleibt, die nicht mehr altersentsprechend ist. Die Möglichkeit der weiteren seelisch-geistigen Entfaltung wird durch die Hormonbehandlung zumindest gehemmt – ob diese Möglichkeit wahrgenommen und genutzt wird, hängt natürlich auch von vielen anderen individuellen Faktoren ab.

Diese Behandlung bewirkt damit eine weitere Bindung der Frau an ihre körperliche Existenz. Auf diese Weise wird nicht nur im individuellen Leben einer Frau ein neuer Impuls und Aufschwung erschwert, auch die Kultur wird weniger bereichert von dem, was andernfalls von weisen älteren Frauen ausgehen könnte.

Diese hormonelle Dauermanipulation bedeutet einen enormen Eingriff in die spirituellen Entwicklungsmöglichkeiten sowohl der individuellen Frau wie auch der Gesellschaft. Es handelt sich um eine weitere Bindung an das Äußerlich-Materielle und passt damit genau in den generellen Trend der Kultur-Entwicklung.

Die Hoffnung, dass durch die Frauenbewegung mehr spirituelle Impulse – als Gegengewicht der eher männlich-materialistischen Entwicklung – in die Kultur strömen könnten, scheint hiermit geschwächt. Das Berechenbare und Planbare (als männliche Eigenschaften) schien von der Frauenbewegung bedroht zu werden. Dann kam zuerst die Entwicklung der Pille, wodurch Frauen sich zwar sexuell emanzipieren konnten, aber einen Teil ihrer weiblichen rhythmischen Beweglichkeit für einen pharma-bedingten berechenbaren Takt aufgaben. Hierdurch vorbereitet und inzwischen gewöhnt an das tägliche Einnehmen von Hormonen, konnte dann der nächste Eingriff zur Mechanisierung der Frau und der Gesellschaft folgen: die Hormon-Ersatz-Therapie.

3. Die Hormonbehandlung ist eine Antwort auf die Angst vor Wechsel, Veränderung, Metamorphose. Mit der medizinischen Möglichkeit der Vermeidung des Wechsels wächst die Angst und das bequeme Beharren-Wollen im Gewesenen.

Die radikalste Form des Wechsels oder der Trennung von Altvertrautem ist der Tod. In unserer angeblich aufgeklärten Gesellschaft ist die Angst vor dem Tod groß. Genährt von den Erfolgen der Medizin und den Erwartungen, die die Gentechnik in Bezug auf Lebensverlängerung und Leidensverminderung fördert, wächst das Tabu des Todes und die Klammerung an das „diesseitige Leben“.

Es wäre sicherlich falsch und übertrieben zu sagen, die Wechseljahre seien eine gute Vorbereitung auf Sterben und Tod.

Richtig aber ist, dass eine Frau durch die Wechseljahre aufgefordert wird, sich mit dem Abschied einer prägenden Lebensphase auseinander zu setzen. Sie muss sich beschäftigen mit dem Thema Älterwerden, mit einem veränderten Verhältnis zu den äußerlich sichtbaren Seiten des Lebens und sie wird sich neue Wertvorstellungen bilden. Damit sind die Wechseljahre eine Übung für das „Stirb und Werde".

8. Hilfestellungen und Behandlungen während und nach den Wechseljahren

Was ist die eigentliche Aufgabe oder Frage, vor die eine Frau in den Wechseljahren gestellt wird? Aus der Behandlung von Frauen mit prämenstruellen Beschwerden ist bekannt, dass diese Beschwerden deutlich weniger sind, wenn sie die Besonderheiten ihres Zyklus anerkennen, sich darauf einlassen können und sie vielleicht auch schätzen lernen. Dies bedeutet nicht, dass sie sich damit abfinden sollen, es kann trotzdem eine medikamentöse Behandlung sinnvoll und notwendig sein – aber dann reichen oft Mittel aus der Naturheilkunde oder Homöopathie/anthroposophischen Medizin.

Die Symptomatik bessert sich auch, wenn die Frau nicht zu sehr gestresst und erschöpft ist, sondern ein einigermaßen rhythmisches Leben führt – im Urlaub sind die Beschwerden meist geringer.

Wehrt sich die Frau gegen ihren Zyklus (oder gegen die Existenz der Menstruation überhaupt), empfindet sie ihn nur als lästig, schmerzhaft und überflüssig. Ist sie außerdem noch gestresst, unzufrieden mit sich selber und überarbeitet, dann sind die prämenstruellen Beschwerden meistens (aber nicht immer) stärker oder länger.

Ähnliches trifft für die Wechseljahre zu. Wer in diesen Hürden eine Chance zum Wechsel sieht, hat ganz andere Voraussetzungen, mit den körperlichen und seelischen Probleme dieser Zeit fertig zu werden. Natürlich wünscht sich niemand eine Krankheit, um daran zu wachsen, sich besinnen oder sich verändern zu können, trotzdem kann im Nachhinein der Sinn und der Wert einer solchen Krankheit bewusst werden.

Das Goethe-Wort „Stirb und Werde…“ bedeutet nicht, dass man sich wünschen soll „zu sterben“, um daraus „werden“ zu können; es bedeutet nur, dass in dem Sterbeprozess schon Keime für Neues verborgen sind.

Wechseljahre sind weder eine Krankheit noch ein Sterben, aber eine Zeit des Abschiednehmens (und das bedeutet schon, ein wenig zu sterben) mit häufig unangenehmen körperlichen und/oder seelischen Beschwerden. Trotzdem können auch solche Frauen, die bewusst diese Veränderungen sowie das Erlöschen ihres Zyklus miterleben und bejahen, eine medikamentöse Therapie und Begleitung während dieser Zeit brauchen.

Eine wahre therapeutische Hilfe für diese Lebensphase geht auf die Fragen ein, die von den Wechseljahren gestellt werden. Eine solche ganzheitliche therapeutische Begleitung umfasst vier Bereiche:

- die geistige Ebene
- die seelische Ebene
- die Ebene der Lebenskräfte
- die körperliche Ebene (medikamentöse Behandlung).

Im Einzelnen kann dies Folgendes beinhalten (wobei es meistens nicht nötig ist, auf allen vier Ebenen gleichzeitig zu behandeln):

Biographische Hilfe

Was auf geistiger Ebene geleistet werden muss, ist die biographische Umorientierung, das Erschließen neuer Perspektiven und Ziele. Das hebräische Wort *krank* bedeutet auch *ohne Vorhaben*, womit auf den Zusammenhang zwischen dem Fehlen eines eigenen Vorhabens und der Entstehung von Krankheiten hingewiesen wird. Dass Frauen nach den Wechseljahren reifer werden, einen anderen Zugang zum Spirituellen erlangen können und eine angesehenere Position im sozialen Gefüge bekommen, ist in manchen anderen Kulturen traditionell verankert.

In unserer Gesellschaft kann es nötig sein, das innere Selbstwertgefühl zu stärken und vielleicht verborgene Vorhaben zu mobilisieren. So kann es sinnvoll sein, den Prozess des Wechsels mittels biographischer Beratung oder Psychotherapie zu unterstützen. Zu diesem Zwecke werden – unter anderem im Rahmen der anthroposophisch orientierten Medizin Biographie-Beratungen oder -Kurse angeboten. Die Besonderheiten der jeweiligen Lebensphasen (in Kapitel 3 Tonart oder Farbe genannt) werden dabei speziell berücksichtigt; ein weiterer Schwerpunkt ist das Finden eines übergeordneten Motivs durch die verschiedenen Phasen hindurch.

Manchmal kann es aber auch nötig sein, die Hilfe einer Psychotherapeutin oder eines Psychotherapeuten in Anspruch zu nehmen. Dabei ist es wichtig, sich vorher zu informieren, welche Arbeitsweise angewandt wird. Es ist immer möglich, bei einer oder mehreren „Probestunden" die „Chemie" zu prüfen, ob Vertrauen zueinander entstehen kann.

Hilfe für die Seele

Künstlerische Therapien (Malen, Plastizieren, Musik) sind im Allgemeinen als Hilfe für die Seele zu betrachten. Das Ziel dieser Therapien ist unter anderem, Veränderungen wahrzunehmen, zuzulassen, anzunehmen und innerlich mitzuvollziehen. Eine Voraussetzung dafür ist, sich Zeit für sich selbst zu nehmen, um diese Wechselprozesse innerlich zu bewegen und um zu horchen, in welcher Richtung man sich bewegt. Bei den künstlerischen Therapien wird das Seelenleben in Bewegung gebracht, Seelenqualitäten und ihre Verwandlungen werden künstlerisch erzeugt, außerdem wird ein heilendes Atmen der Seele gefördert.

So lenkt eine Mal- oder Plastiziertherapie vielleicht die Aufmerksamkeit auf Bereiche der Seele, die schon lange „unterernährt" waren. Während der Behandlung wird versucht, die Qualitäten von Farbe und Form zu erleben, aber auch diese wieder zu verlassen, zu verändern. Auch hier ist die Fähigkeit eines „Stirb und Werde" notwendig, um sich nicht zu früh auf bestimmte Farben und Formen festzulegen, sondern einen lebendigen Fluss und Gestaltwechsel zuzulassen.

Kunsttherapien sind ein wesentlicher Bestandteil der anthroposophisch erweiterten Medizin. Die Kosten der Therapien werden manchmal von den Krankenkassen übernommen.

Eine andere Form der Kunsttherapie ist die Heileurythmie, eine therapeutisch angewandte Bewegungskunst, die äußere und innere Bewegung miteinander in Einklang bringt und durch äußere Bewegung eine innere anregt.

Die Lebenskraft

Der Bereich der Lebenskräfte und Vitalität ist nicht leicht zugänglich. Kurzfristig sagt er etwas aus über unseren Müdigkeitsgrad oder unsere Unternehmungslust, langfristig bestimmt er unser Lebensgefühl, die Grundlage, auf der wir leben, ob wir uns wohl oder unwohl in unserem Körper fühlen. Beeinflusst wird er ganz offensichtlich von verschiedenen Faktoren wie zum Beispiel

- von Verhältnis und Rhythmus von Schlafen und Wachen
- von Menge und Qualität der Ernährung
- von der Art der Mahlzeitgestaltung (auch ein Vollkornbrötchen, gegessen während einer gestressten Fahrt auf der Autobahn, ist etwas ganz anderes als eines, das in einer gemütlichen Runde am Tisch oder im Freien gegessen wird)
- von der Tagesgestaltung in Hinblick auf Anspannung und Entspannung
- von sozialen oder sonstigen Stressfaktoren, die am Untergrund nagen.

Weniger offensichtlich spielt auch der energetische Einfluss der Umgebung (Wohn- und Arbeitsklima) sowie die optischen und akustischen Bilder, mit denen wir uns umgeben (Multimedia, TV, Musik, Natur, Kunst, etc.), eine große Rolle.

Bis zu den Wechseljahre gab der Monatszyklus dem Leben einer Frau eine rhythmische Gestaltung und eine wiederkehrende Belebung der Vitalität. Wenn das nun abnimmt und wegfällt, muss für diesen Bereich mehr aus eigener Kraft getan werden, sonst kann eine rasche Abnahme der Lebenskräfte eintreten.
Da die Rhythmen wie ein Träger der Lebensenergie gesehen werden können, bedeutet die Pflege der Vitalität auch die Pflege der Lebensrhythmen, die rhythmische Gestaltung der Tage, Wochen, Monate und Jahre. Der Entrhythmisierung (Einkaufen am Sonntag, Fernsehprogramme nachts durchgehend, nachlassende Aufmerksamkeit für Jahreszeiten und Jahresfeste) kann bewusst etwas entgegengesetzt werden. Wer sein Leben ein wenig mit den kleineren und großen Rhythmen der Natur in Einklang bringt (ohne starr oder dogmatisch zu werden), wird sich von ihrer Vitalität mitgetragen fühlen.

Im Alltag hängt die Vitalität mit der Ernährung zusammen. Die Ernährung so zu gestalten, dass sie einen optimalen Beitrag für die altersspezifische Gesundheit und Vitalität sein kann, ist nicht einfach. Zu berücksichtigen sind dabei drei Aspekte:

- Bestandteile der Nahrungsstoffe
- Qualität und Anbauweise
- Art der Zubereitung und Einnahme der Mahlzeiten.

Nahrungsmittel sind mehr als die Summe ihrer Bestandteile. Calcium in Sesam und Eisen in Hirse sind etwas anderes als Calcium- und Eisentabletten. Der menschliche Organismus braucht als Nahrung mehr als nur Bestandteile.

Das Denken in Tagesbedarfs-Tabellen für bestimmte Nahrungsbestandteile fördert die mechanistische Einstellung dem eigenen Körper gegenüber und reduziert Nahrungsmittel auf die Summe ihrer Bestandteile. In diesem Zusammenhang ist auch die Diskussion über Calcium zur Osteoporose-Vorbeugung zu sehen. Gesunde Knochen im Alter haben mehr mit der Matrix als mit dem Calciumgehalt (siehe auch Seite 26) zu tun, deshalb ist der Kieselsäureprozess mindestens so wichtig wie der Calciumgehalt.

Zur Ernährung in den reifen Jahren sei gesagt, dass die Milchprodukte sehr überbewertet werden und ohne Gefahr für die Knochen reduziert werden können, wenn pflanzliche Nahrungsmittel die tierischen ersetzen (Getreide – z.B. Amaranth –, Nüsse, Gemüse etc.).

Es wird in letzter Zeit viel über pflanzliche Hormone gesprochen. Dabei handelt es sich um Isoflavonoide und Lignane, die vor allem in Soja, Vollkorngetreide, Hülsenfrüchten und Beeren vorkommen. Im Körper werden sie zu Phyto-Oestrogenen und haben wahrscheinlich eine ähnliche Wirkung wie Oestrogen. (In Asien, wo viel Soja gegessen wird, haben die Frauen viel weniger Wechseljahrbeschwerden und auch weniger Brustkrebs.)

Für viele ist der Unterschied zwischen Getreide, welches in Großbetrieben unter Berieselung von Dünger, Unkraut- und Schädlingsbekämpfungsmitteln „produziert" wird, und jenem, welches auf kleineren Höfen mit unterschiedlicher und abwechselnder Feldbebauung unter biologischen oder biologisch-dynamischen Bedingungen wächst, eindeutig und bedeutsam.

Allein schon der deutlich bessere Geschmack, die fehlende chemische Belastung oder ggf. gentechnische Manipulation sorgen für einen qualitativ höheren Ernährungswert. Außerdem wird auf diesem Wege ein kleiner Beitrag zum Erhalt und zur Genesung der Umwelt und der Erde geleistet.

Die Art der Zubereitung und die Stimmung bei den Mahlzeiten bezieht sich mehr auf das *Wie* als auf das *Was*. Die Aufmerksamkeit und Andacht beim Kochen und Essen haben einen für jeden nachvollziehbaren Einfluss auf die Verdauung und Verwertung der Nahrung.

Genauso wie die Nahrung haben auch Umgebungseinflüsse, denen wir uns aussetzen oder die wir zulassen, ihre Auswirkungen auf unser Befinden. Einige dieser Umgebungsfaktoren sind nicht oder kaum zu beeinflussen, vieles liegt aber in unserer Hand. Wie wird das Leben, der Wohn- und ggf. der Arbeitsplatz eingerichtet, sowohl räumlich wie auch zeitlich? Wie viel äußeren und inneren Platz gibt es für Ästhetik, für Atmung, für Erholung und Ruhe? Und wie sehr gelingt die Abgrenzung Störfeldern gegenüber?

Letztendlich liegt in der Hygiene des eigenen Umgangs mit der Lebens- und Tagesgestaltung, mit Stress, mit äußeren und inneren Anforderungen ein Schlüssel zu Lebensqualität und Vitalität.

Das ist der eigentliche Bereich der Gesundheitsvorsorge und Krankheitsvorbeugung – dies im Gegensatz zur so genannten Krebsvorsorgeuntersuchung und den Mammographien beispielsweise, die nur eine Früherkennung, aber keine Vorsorge sind.

Medikamentöse Behandlung

Abgesehen von der hormonellen Behandlung der Wechseljahre, deren Vor- und Nachteile schon ausführlich beschrieben wurden, gibt es einige Naturheilmittel, die sich sehr bewährt haben. In der Vielfalt der Pflanzenwelt sind oft Bilder zu finden, die einen Bezug zum Menschen haben. Es war schon ein Anliegen von Paracelsus zu lernen, die Bildersprache der Pflanzen so zu verstehen, dass ihm dadurch die therapeutische Hilfe, die eine Pflanze für den Menschen leisten kann, offenbar wurde.

Exemplarisch für die Pflanzen, die eine Verbindung zu den Wechseljahren haben, sei hier die Cimicifuga (Silbertraubenkerze, auch Frauenwurzel oder schwarze Schlangenwurzel genannt) beschrieben.

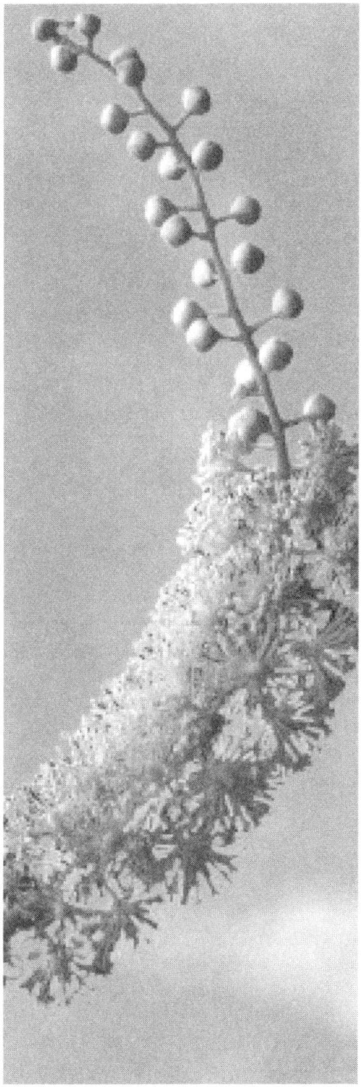

»Silbertraubenkerze«

Es handelt sich um eine mehrjährige Pflanze aus der Familie der Hahnenfußgewächse (Ranunculacea). Sie wächst auf feuchtem Boden, meist im Halbschatten, auf Berghängen in Europa und Asien. Zuerst bilden die gegliederten und horizontal ausgerichteten Blätter einen dichten Busch, bis dann im Frühsommer die Blütenstände direkt vom Boden aufwärts streben, um stolz und gerade über das Blattwerk aufzuragen. Sie können eine Höhe von 1,5 bis 2 Meter erreichen.

Über viele Wochen sind an der Blütentraube nur die vielen weißen Blütenknospen zu sehen (daher der Name Silbertraubenkerze), die sich erst im Spätsommer allmählich öffnen. Aus den kugeligen Knospen erscheinen hellweiße, aus vielen Staubfäden gebildete, frisch duftende, strahlende Blüten. Auch das Blütenstadium hält lange an, bis dann im Spätherbst sich die Samen bilden und die Blätter schwarz-braun verdorren.

Bildhaft ist dieser Schritt von den runden silberigen Knospen zu den strahlenden Blüten wie der Übergang des Mondhaften zum Sternenhaften. Die Pflanze macht als Ganzes einen zierlichen, aber kräftigen Eindruck und zeigt deutlich den Wechsel einerseits vom vegetativen horizontalen Blattstadium zum aufstrebenden vertikalen Blütenstängel und andererseits von den in sich abgerundeten Knospen zu den weltoffenen, ausstrahlenden Blüten. So kann diese Pflanze als Vorbild für den Wechsel dienen von der mondhaft geprägten Phase der zyklischen Fruchtbarkeit (Knospen) zu der leichteren sternenhaften, weltoffenen Phase nach den Wechseljahren (spätsommerliche Blütezeit).

Ein Wurzelauszug dieser Pflanze wird medikamentös eingesetzt. Die Wurzel ist das unsichtbare, ernährende und mit der Erde standfest verbundene Element der Pflanze. Es ist damit ein Medikament, das dabei hilft, den Wechsel zu vollziehen. Es versucht nicht, die abebbende, fast vergangene Lebensphase noch einmal zu unterstützen, sondern hilft, den Übergang in die nächste zu schaffen.

Auch bei einer anderen weiblichen Übergangsphase, nämlich bei der Geburt, wird dieses Mittel erfolgreich z.B. zur Wehenanregung eingesetzt. Auch hier wirkt es förderlich, um die Phase der Schwangerschaft zu beenden, damit die Frau wieder mehr zu sich finden kann.

In vielen pflanzlichen Präparaten für die Behandlung von Wechseljahrbeschwerden ist die Silbertraubenkerzenwurzel enthalten (z.B. Remifemin, Femikliman), aber auch in homöopathisch verarbeiteten Kombinations-Medikamenten ist Cimicifuga in potenzierter Form aufgenommen und natürlich ist sie auch einzeln verfügbar.

In dieser Schrift wurden einige therapeutische Möglichkeiten für die Behandlung von Wechseljahrbeschwerden beschrieben, in der Hoffnung deutlich zu machen, dass eine hormonelle Behandlung sicher nicht der einzige Weg und meistens gar nicht notwendig ist. Ferner sollte aufgezeigt werden, dass es hilfreich ist, die verschiedenen Ebenen des Menschen individuell zu berücksichtigen.

9. Ausblick

Die Natur beschert den Frauen ein Leben mit vielen seelischen Höhenpunkten, aber auch mit Widerständen, Leiden und Unruhen: die monatlichen Blutungen, Schwangerschaft und Geburt sowie die Wechseljahre und die Zeit danach. Diese „Vorgaben" der Natur haben zwei Seiten: Sie können als Last und Leid sowie als Chance empfunden werden. Die Chance oder Herausforderung des Zyklus ist es, den Monatsrhythmus als Stütze der Lebenskräfte und das Auf und Ab der Seele als (erzwungene) Seelengymnastik, als Training für Beweglichkeit, innere Fruchtbarkeit und Phantasie zu empfinden. Während der Schwangerschaft und der Geburt erlebt fast jede Frau äußere und innere Grenzsituationen, die – meist erst im Nachhinein – als Bereicherung empfunden werden.

Die Wechseljahre schließlich fordern eine Frau auf, sich zu verändern, nicht alles so weiterzumachen wie gewohnt, sondern den Lebenssinn neu zu definieren. Der Verlust von Rhythmus und die Abnahme der Vitalität kann zu einer Verarmung der Seele führen, aber auch zu einer Reifung derjenigen Früchte, die im Rhythmus der vergangenen Jahrzehnte angelegt wurden. Dann folgt das Leben nach der Fruchtbarkeit, die typisch menschlich-weibliche Lebensphase, in der die Seele sich neue Dimensionen erschließen kann und sich dabei löst von der abwärts orientierten biologischen Weiterentwicklung des Körpers.

Die Natur gibt der Frau eine innere Entwicklungshilfe, die aus Höhen und Tiefen, aus Erfüllung und Widerständen, aus Freude und Leid ersteht und die ihre Bedeutung erst dann bekommt, wenn die Herausforderung angenommen wird.

Adressenliste:

Gesellschaft Anthroposophische Ärzte in Deutschland
Roggenstraße 82
D-70794 Filderstadt
Info-Hotline Anthroposophische Medizin
(Adressen von Ärzten, Therapeuten, Kliniken)
Telefon 0711 / 777 80 00

Gesundheitspflege initiativ gGmbH
Paracelsusstraße 33
D-73730 Esslingen
(Veranstaltungen, Bücher)
Telefon 0711 / 316 81 81
www. gesundheitspflege.de

Verein für Anthroposophisches Heilwesen
Postfach 11 10
D-75378 Bad Liebenzell
Telefon 07052 / 9 30 10
www.heilwesen.de

Arbeitskreis für Ernährungsforschung e.V.
Niddastraße 14
D-61118 Bad Vilbel
(Herausgeber „Ernährungsrundbrief", 4 x jährlich)
Telefon 06101 / 52 18 75

Literatur zum Weiterlesen:

Biographie

Michaela Glöckler: **Lebenskrisen, Zukunftschancen**

Bernhard Lievegoed: **Der Mensch an der Schwelle**

Georg und Gisela O'Neil: **Der Lebenslauf**

Bert Voorhoeve: **Un-Ruhestand**
Neue Chancen für das Leben ab 55

Mathias Wais: **Über den roten Faden im Lebenslauf des Menschen**

Wechseljahre und Frauengesundheit

Eveline Daub-Amend: **Wechseljahre**

Christiane Northrup: **Frauenkörper, Frauenweisheit**

Anthroposophie und anthroposophische Medizin

Jens Heisterkamp: **Was ist Anthroposophie?**
Einladung zur Entdeckung des Menschen

Craig Holdrege: **Der vergessene Kontext**
Entwurf einer ganzheitliche Genetik

20,–

Rudolf Steiner: **Gesundheit und Krankheit**

Markus Treichler: **Das Therapieangebot in der anthroposophischen Medizin**

Otto Wolff: **Anthroposophisch orientierte Medizin und ihre Heilmittel**

Ernährung

Petra Kühne: **Ernährungssprechstunde**

Ulrike Richter: **Lebensmittel schonend zubereiten**